INFLUENCE DES ALCALINS

SUR LA

GLYCOGÉNIE HÉPATIQUE

PAR

Le Dr E. DUFOURT

Ancien chef de clinique a la Faculté de médecine de Lyon

Médecin consultant a Vichy

LYON

ASSOCIATION TYPOGRAPHIQUE

F. PLAN, rue de la Barre, 12.

—

1890

INFLUENCE DES ALCALINS

SUR LA

GLYCOGÉNIE HÉPATIQUE

PAR

Le DR E. DUFOURT

ANCIEN CHEF DE CLINIQUE A LA FACULTÉ DE MÉDECINE DE LYON

MÉDECIN CONSULTANT A VICHY

LYON

ASSOCIATION TYPOGRAPHIQUE

F. PLAN, rue de la Barre, 12.

1890

INFLUENCE DES ALCALINS

SUR LA

GLYCOGÉNIE HÉPATIQUE [1]

PAR

Le Dr E. DUFOURT

Les indications du traitement alcalin employé en médecine depuis des siècles se sont précisées avec les progrès de la chimie biologique. La clinique avait reconnu depuis long-temps ses effets favorables dans les affections du foie et dans le diabète sucré. Il est à remarquer que c'est surtout dans le diabète dit goutteux, si fréquemment associé avec un fonc-tionnement insuffisant du foie, que cette médication donne les meilleurs résultats. Le mode d'action des alcalins a été bien discuté : on a pensé qu'ils augmentaient l'écoulement de la bile, qu'ils rétablissaient son alcalinité, qu'en rendant le sang plus fluide, ils décongestionnaient le foie, qu'ils pouvaient dissoudre le mucus du catarrhe des conduits. Pour le diabète, en dehors de ce fait général que les alcalins sont indiqués dans une maladie qu'on peut ranger à bon droit dans les dyscrasies acides, on a admis d'abord que l'alcalinisation des

(1) Travail du Laboratoire de physiologie de la Faculté de médecine de Lyon, communiqué à la Société de Biologie dans la séance du 15 mars 1890.

humeurs rendait la combustion du sucre plus facile, en s'appuyant sur le fait incontestable d'ailleurs que les oxydations s'accomplissent beaucoup mieux en milieu alcalin. Puis on a cru, d'après les expériences de Pavy, que le sucre diminuait dans le sang, parce que soit la formation du glycogène, soit la transformation du glycogène en glycose était entravée.

Quand on met en contact de la matière amylacée et un ferment, salive ou suc pancréatique, il se forme du sucre; mais il s'en forme beaucoup moins si l'on ajoute de la potasse ou du carbonate de soude, le fait est bien démontré. La difficulté est de conclure de ce qui se passe *in vitro* à ce qui se passe dans l'organisme. Pavy injectait dans la veine porte d'un chien aussitôt après la mort une solution de potasse, et il ne trouvait pas de sucre dans le foie. Il serrait par une ligature un certain nombre de lobules du foie, les isolant ainsi de la circulation hépatique, injectait une solution concentrée de carbonate de soude dans la veine porte, et l'analyse démontrait l'absence du sucre dans les parties où l'injection avait pénétré, tandis qu'il y en avait dans les autres. Et d'après Pavy, le glycogène aussi disparaissait de la même façon. E. Külz a répété les expériences de Pavy sur des chiens et des lapins, il n'a jamais constaté la disparition du glycogène du foie. Mais le procédé brutal des injections dans la veine porte n'avait rien de comparable à ce qui peut se passer chez l'homme. Külz (1) a donné le carbonate de soude par la bouche à des lapins, il a toujours trouvé du glycogène. Cet auteur ne croit pas qu'il y ait diminution ou augmentation du glycogène du foie sous l'influence du carbonate de soude, mais il ne paraît pas avoir fait d'expériences comparatives. Notons que les doses employées étaient considérables (25 cent. cubes d'une solution à 40 %). Lomikowski (2) aussi a donné à des chiens de fortes doses de

(1) *Arch. de Pflüger*, XXIV, 1881.
(2) Berlin. *Klin Woch.* 6 oct. 1873.

carbonate de soude ; il aurait constaté que le foie de ces animaux contenait peu ou pas de sucre, même lorsque l'organe enlevé était resté deux ou trois heures à la température du laboratoire ; il fallait donc que le ferment qui transforme le glycogène en sucre fût détruit ou rendu impuissant. Il y avait toujours du glycogène. Le mémoire ne donne pas le détail des faits.

On trouve dans le livre de Frerichs (1) une expérience curieuse d'Ehrlich. Il a plongé des grenouilles pendant plusieurs semaines dans une solution concentrée de sucre de raisin : leur foie contenait peu ou pas de glycogène. Mais on en trouvait en additionnant la solution sucrée de carbonate de soude.

Les recherches de Rœhman (2) se rapprochent davantage des nôtres. Cet auteur trouve que les animaux qui reçoivent des sels ammoniacaux ont plus de glycogène dans leur foie que les animaux témoins. Il veut démontrer que ce n'est pas comme alcalins, mais comme corps azotés que les ammoniacaux agissent. Dans ce but, il institue des expériences comparatives entre des lapins soumis au carbonate d'ammoniaque et au carbonate de soude. Les résultats des neuf expériences ne sont pas tous dans le même sens : cependant la moyenne indiquerait en effet que le foie des lapins au carbonate d'ammoniaque est plus riche en glycogène que celui des animaux au carbonate de soude. Mais il n'y a qu'une seule recherche faite simultanément sur deux lapins nourris de la même façon, l'un ne recevant aucun alcalin, l'autre recevant du carbonate de soude, et elle n'a duré que quatre jours. En outre, ces animaux étaient alimentés avec de l'amidon ou des carottes, et il est certain que les sucs digestifs forment moins de glycose avec les amylacés en présence du carbonate de soude. Cela est démontré *in vitro*, et il est possible qu'il en soit de même dans le tube intestinal. En

(1) *Le diabète*, édit. franç., p. 255.
(2) *Arch. de Pflüger*, XXXIX, 1886.

tout cas, c'était une cause d'erreur à éviter, il faut se servir d'une nourriture carnée ou peu riche en hydrates de carbone.

Dans le laboratoire de M. le professeur Morat, que nous ne saurions trop remercier de son hospitalité généreuse, nous avons entrepris une série de recherches dans le but d'élucider l'action des alcalins sur le glycogène du foie. Le schéma général des expériences était le suivant. On choisissait deux chiens se rapprochant autant que possible comme race, taille, poids (il est difficile d'être bien fixé à ce sujet, en tout cas nous avons toujours pris des chiens adultes). Ces animaux étaient mis au jeûne absolu pendant quatre jours, puis on les nourrissait avec une quantité égale de viande hachée pendant huit à quinze jours, l'un d'eux recevant en outre de 2 à 5 grammes de bicarbonate de soude en poudre mêlé à la viande. Il n'y avait qu'un seul repas par jour, le soir à 6 heures. La dose de bicarbonate de soude était très bien supportée, les animaux restèrent joyeux et vigoureux jusqu'à la fin, quoique maigrissant par suite de l'insuffisance de l'alimentation ; mais en général l'animal au bicarbonate de soude maigrissait un peu moins que l'animal témoin. On les sacrifiait par la section du bulbe le matin vers 10 à 11 heures, c'est-à-dire seize à dix-sept heures après le repas, le foie était enlevé aussitôt et on en pesait 60 grammes qui étaient jetés coupés en petits morceaux dans l'eau bouillante préparée d'avance.

La fermentation arrêtée par vingt minutes d'ébullition, on procédait à l'extraction du sucre et du glycogène par la méthode classique, jusqu'à ce que la réaction iodée n'apparût plus ; les liquides étaient alors concentrés. Dans une portion on tirait le sucre avec la liqueur de Fehling, après s'être débarrassé des albuminoïdes par le sous-acétate de plomb ou le sulfate de soude. Pour le dosage du glycogène, on le transformait en sucre en suivant les indications de Bœhm et Hoffmann, Seegen et Kratschmer, précisées dernièrement par M. Dastre dans ses recherches sur la glycogénèse dans l'ictère. On prélevait une portion du liquide (50 cent. cubes habituellement) dans laquelle les albuminoïdes étaient précipités par l'acide acétique et l'ébullition ; après filtration et lavage répété du filtre, la liqueur additionnée de 1/10 d'acide chlorhydrique était introduite dans un tube en verre épais renflé à une extrémité qu'on fermait à la soufflerie. On laissait le tube quarante-huit heures à l'étuve à 115° environ : au bout de ce temps, on est sûr que tout glycogène a été transformé en sucre. Le titrage pouvait alors être opéré par la liqueur de Fehling ; on obtenait ainsi la quantité de sucre total, c'est-à-dire celle préexistante dans le foie et celle provenant du glycogène. La différence entre le sucre total et le sucre primitif multipliée par 0,9 donnait la quantité de glycogène. On peut se demander si nous étions en droit de conclure de la quantité de sucre et de glycogène trouvés dans une partie (60 grammes) de foie à la quantité que contenait tout le foie, V. Wittich ayant dit qu'il pouvait y avoir dans un lobe beaucoup plus de glycogène que dans l'autre. Mais Seegen et Kratschmer se sont assurés que c'était là une erreur, et Cramer (1) a confirmé leurs résultats. Nos expériences sont au nombre de sept : six portent sur des chiens et la dernière sur deux lots de cinq cobayes.

Expérience I.

Les deux chiens ont reçu 250 grammes de viande et 250 grammes de pain pendant huit jours, et en outre l'un d'eux a absorbé pendant le même temps 5 grammes de bicarbonate de soude.

	Chien témoin	Chien au bicarbonate de soude
Poids des animaux au début,	7.550	9.873
Poids du foie, ...	300	383
Sucre	1,64	3,06
Glycogène. . . . . ,	1,39	5,18
Sucre total en glycogène. . .	2,88	7,91
Glycogène total p. 100 du foie	0,96 %	2,06 %

(1) *Zeitschrift für Biologie*, 1888.

Expérience II.

Les deux chiens (chiens de garde) ont été au jeûne absolu pendant quatre jours, puis on les a nourris avec 100 grammes de viande pendant huit jours, l'un d'eux recevant en outre 5 grammes de bicarbonate de soude.

	Chien témoin	Chien au bicarbonate de soude
Poids des animaux au début.	8.500	7.000
Leur poids à la fin.	8,500	8.000
Poids du foie.	215	189
Sucre.	1,50	2,52
Glycogène	1,50	1,60
Sucre total en glycogène. . .	2,85	4,30
Glycogène total % du foie. .	1,32 %	2,27 %

Expérience III.

Deux chiens (de chasse) au jeûne pendant quatre jours, puis on leur donne 80 grammes de viande pendant douze jours, le second recevant de plus 5 grammes de bicarbonate de soude.

	Chien témoin	Chien au bicarbonate de soude
Poids des animaux au début.	8.500	8.000
Leur poids à la fin.	6.000	6.500
Poids du foie.	148	100
Sucre	1,35	2,13
Glycogène	0,62	2,28
Sucre total en glycogène. . .	1,83	4,13
Glycogène total p. 100 du foie	1,23 %	2,14 %

On a dosé aussi le sucre du sang en retirant 20 grammes de la fémorale au commencement de l'expérience et à la fin :

au commencement on trouva 1,38 p. 1,000, et à la fin 1,40, c'est-à-dire que la teneur du sang en sucre n'avait pas varié, puisque la différence est assez minime pour être compatible avec les erreurs de dosage.

Expérience IV.

Deux chiens exactement pareils comme race, taille, poids, et de même couleur, de telle sorte qu'on ne peut les distinguer qu'en faisant une marque à l'un d'eux, jeûnent pendant quatre jours, puis on les nourrit avec 200 grammes de viande pendant neuf jours, le second reçoit en outre 5 grammes de bicarbonate de soude.

	Chien témoin	Chien au bicarbonate de soude
Poids des animaux au début.	6.000	6.000
Leur poids à la fin.	6.000	6.100
Poids du foie.	192	220
Sucre	2,49	3,01
Glycogène	0,15	3,78
Sucre total en glycogène. . .	2,39	6,40
Glycogène total p. 100 du foie	1,24 %	2,83 %

Expérience V.

Régime alimentaire : quatre jours de jeûne, puis 100 grammes de viande pendant huit jours, l'un des animaux recevant toujours 5 grammes de bicarbonate de soude.

	Chien témoin	Chien au bicarbonate de soude
Poids des animaux au début.	6.800	6.500
Leur poids à la fin.	6.000	6.400
Poids du foie.	271	250

	Chien témoin	Chien au bicarbonate de soude
Sucre.	1,62	2,16
Glycogène	0,99	2,33
Sucre total en glycogène. . .	2,47	4,12
Glycogène total p. 100 du foie	0,91 %	1,64 %

EXPÉRIENCE VI.

Régime alimentaire : quatre jours de jeûne, puis 100 grammes de viande pendant quinze jours, le second animal reçoit de plus 2 grammes de bicarbonate de soude.

	Chien témoin	Chien au bicarbonate de soude
Poids des animaux au début.	9.500	8.200
Leur poids à la fin.	8.000	6.500
Poids du foie.	230	190
Sucre	2,03	2,56
Glycogène	0,36	1,43
Sucre total en glycogène. . .	2,90	4,06
Glycogène total p. 100 du foie	1,30 %	2,13 %

EXPÉRIENCE VII.

On choisit dix cobayes à peu près de même taille, on les distribua en deux lots de cinq, de façon à ce que le poids de chaque lot fût à peu près égal. L'expérience dura dix jours pendant lesquels chaque lot fut nourri avec 400 grammes de feuilles de choux et 100 grammes de son. On additionnait le son de l'un des lots de 3 grammes de bicarbonate de soude. Dans ce cas, la quantité de sucre primitif était très minime, et l'erreur facile dans le titrage : nous avons seulement dosé le sucre total.

	Lot des témoins	Lot au bicarbonate de soude
Poids des lots au début. . . .	2.310	2.310
Poids à la fin.	2.210	2.050
Poids du foie.	76,67	70,85
Sucre total en glycogène. . .	0,38	0,59
Glycogène total p. 100 du foie	0,49 °/₀	0,83 °/₀

Il est facile de se rendre compte que dans toutes nos expériences le résultat est constant dans le même sens : il y a toujours plus de glycogène dans le foie de l'animal qui a reçu du bicarbonate de soude. Quant au mécanisme de l'action du bicarbonate de soude, deux hypothèses se présentaient à l'esprit, il pouvait y avoir soit augmentation directe par assimilation plus complète ou plus parfaite des aliments, soit augmentation indirecte par retard ou diminution de la transformation du glycogène en sucre. A l'appui de cette dernière manière de voir, on pouvait faire valoir l'influence retardatrice des alcalins sur l'activité de la diastase, les expériences de Pavy et de Lomikowski. Elle serait en accord avec le fait que la glycosurie diminue chez les diabétiques soumis au traitement alcalin. Cependant on n'observe pas de diminution de sucre du sang, Poggiale l'avait déjà vu il y a longtemps (1). Nous avons fait cette recherche dans l'expérience III, le sang de la fémorale contenait 1,33 de sucre pour 1,000, et après douze jours de bicarbonate de soude, on en trouvait 1,40, c'est-à-dire une différence en deçà des erreurs de dosage. Mais s'il est facile de faire augmenter le sucre normal du sang, il est extrêmement difficile de le faire baisser, puisque ce n'est qu'au bout de huit jours de jeûne absolu qu'on le voit décroître (Mering) ; il n'est pas probable qu'aucun médicament puisse réaliser cette diminution ; la défense de l'organisme·

(1) *Gazette médicale* de Paris, 1856.

est énergique. Lorsqu'il y a hyperglycémie, il n'en est sans doute pas de même, et l'abaissement de la glycosurie obtenu par divers moyens chez les diabétiques ne peut s'expliquer que par une diminution corrélative de l'hyperglycémie.

On pourrait mettre en opposition directe avec l'hypothèse que nous discutons en ce moment ce fait que dans nos recherches le foie de l'animal bicarbonaté qui contient plus de glycogène contient aussi plus de sucre. Mais ici les conditions expérimentales ne sont pas identiques ; il aurait fallu que la transformation du glycogène en sucre fût arrêtée sur le vivant pour ainsi dire, pour avoir la teneur réelle du foie en sucre : nous avions toujours du temps perdu, il fallait extraire le foie, le peser, le couper en morceaux, et ce temps perdu était variable dans une certaine mesure. Ce qui est indubitable, c'est l'augmentation du glycogène, et surtout du sucre total. Sachant que sur un foie examiné sur le vivant ou immédiatement après la mort, on ne trouve qu'une quantité minime de sucre, à peu près proportionnelle au sang que contient la glande, il n'est pas illogique d'estimer la quantité de glycogène en l'obtenant du sucre total. Dans ce cas, l'augmentation de la réserve hydrocarbonée chez l'animal qui a reçu le bicarbonate de soude est encore plus frappante.

Il nous est donc impossible de tirer une conclusion de nos expériences au point de vue des relations de l'action des alcalins sur le foie avec la glycosurie diabétique. Mais elles nous paraissent offrir leurs enseignements au point de vue des troubles généraux de la nutrition et des affections du foie. On sait depuis longtemps que, d'une façon générale, la quantité de glycogène du foie est proportionnelle à la vigueur de l'animal. On en trouve peu ou pas chez ceux qui sont mal nourris, débilités ; l'importance de la réserve hydrocarbonée, au point de vue de la nutrition, s'explique d'ailleurs facilement par ses rapports intimes avec la production de force et de chaleur. Mais il y a plus ; les recherches de M. Roger(1)

(1) Thèse de Paris, 1887.

ont montre qu'un foie qui ne contient pas de glycogène n'arrête pas les poisons venus de l'intestin. Et la clinique est d'accord avec la donnée expérimentale : M. Roger a vu que lorsqu'on pouvait produire la glycosurie alimentaire chez un malade atteint de lésion du foie organique ou non, c'est-à-dire lorsque le pouvoir glycogénique était sérieusement altéré, il y avait le plus souvent augmentation de la toxicité des urines.

Dans les affections du foie, en effet, la fonction glycogénique est certainement troublée. La ligature du canal cholédoque produisant la rétention biliaire amène une diminution notable du glycogène (V. Wittich et Adamkiewicz, E. Külz et Frerichs). Dernièrement, M. Dastre (1) a constaté d'une façon précise par sa méthode de l'ictère partiel, en opérant sur diverses régions du même foie, que les parties rendues ictériques contenaient toujours moins de glycogène que les parties saines. De toutes ces considérations, on peut induire que la quantité du glycogène du foie est un témoin, peut-être un régulateur de la nutrition générale et des fonctions particulières de l'organe. La conclusion de nos recherches est que les alcalins produisent l'augmentation du glycogène du foie, quel que soit le mécanisme de cette augmentation. De là une nouvelle source d'indications thérapeutiques basées sur l'expérimentation et concordant du reste avec les enseignements de la clinique.

(1) Société de biologie, 30 mars 1889.

DU MÊME AUTEUR

Contribution à l'étude de la composition du tissu osseux dans divers états généraux morbides. Lyon, 1882.

Sur un cas d'hémorrhagie spinale sous-arachnoïdienne. (*Lyon Médical*, 1885.)

Myélite subaiguë des cornes antérieures. (*Lyon Médical*, 1885.)

Note sur un cas de paralysie radiculaire spontanée du plexus brachial. (*Lyon Médical*, 1886.)

Du rôle du sucre dans l'organisme animal. (*Revue Égyptienne*, 1889.)

Des nouveaux moyens de diagnostic du cancer de l'estomac. (*Province Médicale*, 1890.)

Diabète expérimental. — Phloridzine. — Extirpation du pancréas. (*Province Médicale*, 1890.)

Du surmenage. (En cours de publication, *Revue Égyptienne*, 1890.)

www.ingramcontent.com/pod-product-compliance
Ingram Content Group UK Ltd.
Pitfield, Milton Keynes, MK11 3LW, UK
UKHW021644130726
13696UKWH00005B/2394